AF324795

ESSAI

SUR L'INTOXICATION SATURNINE

CHEZ LES RUMINANTS

PAR

Émile THIERRY

VÉTÉRINAIRE A TONNERRE (YONNE)
MEMBRE DE LA SOCIÉTÉ ACADÉMIQUE DE L'AUBE

LANGRES

IMPRIMERIE DU *Spectateur*, A. VALLOT ET Cie

24, rue de la Coutellerie, 24

1875

ESSAI SUR L'INTOXICATION SATURNINE
chez les ruminants.

L'empoisonnement par le plomb ou ses dérivés, qui est relativement assez commun dans l'espèce humaine, est bien rare au contraire chez nos animaux domestiques. Il y a en effet peu d'exemples d'animaux qui se soient spontanément intoxiqués par l'absorption de composés plombiques. Pour mon compte, je ne connais que les deux faits que j'ai observés et sur lesquels repose en grande partie le travail que je soumets aujourd'hui aux lecteurs des *Annales de zootechnie*. D'ailleurs les animaux sont suffisamment guidés par l'instinct de conservation pour ne jamais prendre seuls, à de rares exceptions près, des produits qui puissent leur être nuisibles.

Des expériences ont été faites *in animâ vili* pour étudier les phénomènes d'intoxication saturnine, mais je n'ai trouvé nulle part, d'une façon spéciale, dans le petit nombre d'auteurs vétérinaires que j'ai pu consulter la symptômatologie de l'empoisonnement telle que je l'ai observée sur deux ruminants d'espèces différentes.

Dans les deux observations que j'ai faites j'ai remarqué une identité telle des symptômes, de la marche, de la durée, de la terminaison du mal et des lésions cadavériques, que je me crois en droit d'en tirer des inductions pathologiques, diagnostiques et pronostiques identiques pour les faits qui se produiront encore.

Mon mémoire serait incomplet s'il n'avait pour base que les deux observations cliniques que j'ai eu occasion de faire à quelques années d'intervalle. J'ai voulu traiter cette question d'une façon plus générale, aussi ai-je été obligé de puiser des renseignements dans les quelques ouvrages que j'avais à ma disposition (1). C'est avec

(1) 1° GALTIER. — *Traité de toxicologie générale.* Paris. 1855.

l'assistance des auteurs de toxicologie que j'ai pu essayer
de compléter mes observations par une description générale de l'empoisonnement par le plomb et ses dérivés.

J'ai dit précédemment que je n'avais pas trouvé dans
les ouvrages que j'ai parcourus la description spéciale
des symptômes de l'intoxication saturnine eu égard au
composé ingéré. En effet, Hurtrel d'Arboval, dans les
paragraphes relatifs à *l'empoisonnement par des subs-
tances irritantes, corrosives ou escharrotiques*, fait men-
tion du *Deutochlorure de mercure*, de l'*arsenic*, de l'*arsé-
niate de potasse*, du *vert de gris*, de l'*acide sulfurique*,
de l'*acide nitrique*, etc. Mais il ne dit pas un mot de
l'empoisonnement par les dérivés du plomb. Il décrit en
général les phénomènes de l'empoisonnement, et il
donne les caractères communs à tous les empoisonnements sans rien spécifier de particulier à l'intoxication
saturnine.

Orfila, dans le premier volume de ses éléments chimie
dit tout simplement : « La *céruse* introduite dans l'estomac se dissout dans les liquides acides et salins con-
tenus dans ce viscère, et est vénéneuse. » Quant au
minium, il le considère comme très-peu soluble. Or des
deux empoisonnements que j'ai observés, le premier
était dû à un mélange de ces deux composés plombiques, et le second était seulement dû au carbonate de
plomb ou *céruse*.

M. le professeur Tabourin, dans la première édition de
sa matière médicale, ne parle que de l'intoxication
saturnine chronique sur des chevaux employés dans
une fabrique de minium, et il traite en général les effets

2º AMBROISE TARDIEU. — *Etude médico-légale et clinique sur
l'empoisonnement.* Paris. 1867.

3º A. RABUTEAU. — *Eléments de toxicologie* Paris. 1874.

4º HURTREL D'ARBOVAL. — *Dictionnaire de médecine, de chirurgie et d'hygiène vétérinaire.* Seconde édition. Paris. 1838.

5º H. BOULEY et REYNAL. — *Nouveau dictionnaire pratique de
médecine, de chirurgie et d'hygiène vétérinaires.* Tome cinquième.
Paris. 1859.

6º TABOURIN. — *Nouveau traité de matière médicale.* 1re et
2ª édition. Paris. 1853 et 1866.

locaux et généraux de l'empoisonnement par les sels de plomb.

Le même auteur, dans l'appendice intitulé : *Éléments de toxicologie vétérinaire*, de la deuxième édition de sa matière médicale, ne décrit encore que d'une manière générale la symptômatologie des empoisonnements. Toutefois il classe les poisons avec une méthode qui permet de bien étudier les phénomènes que chacun d'eux peut produire lorsqu'il est introduit dans l'organisme.

M. Galtier, lui aussi, n'étudie que les phénomènes généraux d'intoxication.

Mon ancien maître et ami, M. Clément, plus connu parmi les vétérinaires de ma génération sous le nom de : *Père Clément*, dans son article *Empoisonnement*, du dictionnaire de MM. H. Bouley et Reynal, examine l'empoisonnement au point de vue physiologique, pathologique et chimique. Son article très-étendu et supérieurement rédigé est fort instructif en tant qu'il traite l'empoisonnement en général, mais il est incomplet en ce qu'il n'étudie aucun des empoisonnements en particulier. Dans le paragraphe relatif aux « *symptômes des empoisonnements*, » il établit une division en quatre classes, mais ne dit rien de particulièrement relatif à l'intoxication saturnine.

Le savant médecin-légiste, professeur à la faculté de médecine de Paris, M. A. Tardieu a décrit tout spécialement les symptômes de l'empoisonnement aigu par le plomb ou ses dérivés. Les signes morbides observés par lui chez l'homme sont à peu de chose près les mêmes que ceux que j'ai eu occasion d'étudier chez une génisse et chez une chèvre.

M. le docteur Rabuteau a indiqué les symptômes aigus de l'intoxication saturnine de la même façon que M. le professeur Tardieu.

Parmi tous les auteurs que j'ai consultés, il ne s'en trouve pas un qui dise un mot des accidents résultant immédiatement de l'ingestion des combinaisons insolubles de plomb.

Symptômes. — L'action du poison, surtout lorsqu'il est insoluble, est assez longue à se produire chez les ruminants. Ce n'est que trente-six à quarante-huit heures après l'ingestion que débutent les premiers phénomènes caractéristiques de l'empoisonnement. Néanmoins ces signes se présentent avec d'autant plus de rapidité et de violence que la dose a été plus élevée. Les animaux cessent de manger et la rumination s'interrompt pour ne plus reparaître. Ils sont excessivement tristes, comme hébétés. La tête basse est soumise à un mouvement en tous sens, véritable tremblement nerveux plus ou moins prononcé mais constant. A certains instants tout le corps participe de ce tremblement. Puis survionnent les coliques, qui apparaissent quelquefois dès le début, exprimées par de violents trépignements, des coups de pieds dans le ventre. Les animaux ne peuvent rester en place. S'ils sont en liberté ils vont, ils viennent, grattent le sol sur lequel ils se laissent tomber brusquement, pour se relever un instant après. Le ventre est rétracté, le flanc tendu. Ces symptômes abdominaux qui vont en s'aggravant de plus en plus jusqu'à ce que succèdent les convulsions, préludes de la mort, ne sont interrompus que par quelques moments de répit pendant lesquels la tranquillité est comateuse.

Le mufle est sec; la bouche chaude est aussi d'une sécheresse qui ne se rencontre dans aucune autre maladie. Le bourrelet gingival de la mâchoire supérieure est marbré, comme plombé; la langue est d'un blanc mat tout particulier; les crottins sont rares et secs. M. Rabuteau a constaté que l'empoisonnement aigu par les composés plombiques chez l'homme était caractérisé par la diarrhée et que la constipation ne se rencontrait que dans l'intoxication chronique. Je note ici cette différence symptômatique.

La respiration est accélérée, temblotante, nerveuse et plaintive; les yeux sont enfoncés dans leurs orbites, la conjonctive est vivement injectée et se cyanose même dans les derniers moments de la vie. Le pouls est petit et vite. Tous les auteurs ont constaté un ralentissement de la circulation. Pour mon compte j'affirme avoir observé de l'accélération chez mes deux empoisonnés. Les poils sont ternes et piqués.

A mesure que la terminaison fatale approche, tous ces symptômes s'accusent davantage, les animaux font entendre une plainte continue ; ils font grincer très-fortement leurs dents. Les tremblements généraux augmentent d'intensité, la tête s'agite de plus en plus, l'œil hagard est étincelant. Les patients sous le coup de symptômes vertigineux poussent au mur, ils chancellent et finissent par tomber pour ne plus se relever, et la mort survient dans des convulsions excessivement violentes.

Je n'ai pas observé la paralysie générale ou partielle signalée par les auteurs.

Diagnostic. — Dans les deux circonstances où il m'a été donné d'observer l'intoxication saturnine, le diagnostic n'était pas difficile à poser, puisque j'étais appelé pour remédier à un accident déterminé et dont la cause était connue.

Mais n'étaient les marbrures du bourrelet gingival et aussi le liseré gingival de la mâchoire inférieure que j'ai observé sur une de mes malades, la rétraction du ventre sans ballonnement ni à gauche ni à droite, il serait facile, en vétérinaire, de confondre les coliques de plomb avec les coliques dites de *miserere* qui accompagnent les étranglements internes, invagination, volvulus, etc.

Pronostic. — Le pronostic est toujours grave, car à mon avis c'est toujours la mort qui termine le cortége de symptômes décrits plus haut. Je ne pense pas qu'il soit possible d'administrer efficacement un antidote quelle qu'en soit la dose à un ruminant. Le médicament se trouvera perdu au milieu de l'antre gastrique toujours rempli d'aliments.

Marche. — Durée. — Terminaison. — La marche de l'empoisonnement aigu par le plomb est rapide. En raison des dispositions anatomiques du tube digestif de nos ruminants, les premiers effets du poison sont longs à apparaître ; mais l'action une fois produite, douze à vingt-quatre heures d'horribles souffrances suffisent pour amener la mort.

Je l'ai dit, au paragraphe du pronostic, la terminaison est toujours fatale puisque l'intoxication aiguë n'est telle que par la haute dose de poison administré ou ingéré spontanément.

Lésions cadavériques. — J'avoue que j'ai, pour des raisons indépendantes de ma volonté, assez mal fait les autopsies des deux malades que j'ai eu à traiter. Voici ces lésions décrites par deux auteurs déjà cités : MM. A. Tardieu et Rabuteau. Je me contenterai d'indiquer les différences que j'ai cru devoir noter.

M. Ambroise Tardieu s'exprime ainsi : « Les lésions anatomiques, à la suite de l'empoisonnement aigu par le plomb, sont peu accusées et nullement caractéristiques. Rarement on trouve une inflammation légère et superficielle de l'estomac. La membrane muqueuse s'est rencontrée épaissie, *grisâtre*, ramollie, parfois érodée. Mais Taylor fait remarquer avec raison que cette inflammation n'existe que dans les cas où l'acétate de plomb était rendu acide et irritant par un excès d'acide acétique. Orfila a donné comme un signe propre à l'empoisonnement par l'acétate de plomb et tout-à-fait spécifique la formation de trainées de points blancs, ou d'un dépôt de substance blanche plus ou moins adhérente à la face interne de l'estomac. »

M. Rabuteau décrit les lésions à peu près de la même façon que l'auteur précité : « Le ventre est dur et rétracté, les gensives présentent un liseré bleuâtre ; toutefois cette coloration est beaucoup moins fréquente que dans l'empoisonnement lent : Les muqueuses des premières voies sont recouvertes d'un enduit tout-à-fait blanc, ou d'un blanc jaunâtre, formé, soit de chlorure, soit d'albuminate de plomb. Au dessous de cette couche on peut parfois ne pas constater d'altération, mais on trouve en général les muqueuses ramollies, présentant de la rougeur et même des extravasations. On a trouvé, chez les *animaux*, les poumons tantôt sains tantôt ecchymosés, la moëlle épinière et le cerveau injectés.

« Les tubuli des reins ont été trouvés altérés, ce qui explique l'albuminurie saturnine sur laquelle A. Ollivier a appelé l'attention. J'ai pu constater moi-même la présence de l'albumine dans les urines d'un chien à qui j'avais fait prendre 20 centigrammes d'acétate de plomb. Mais l'albuminurie fut passagère, et je ne trouvai, dans les urines de cet animal, ni un excès de cellules épithéliales qui existent toujours en petite quantité dans les urines normales, ni aucune altération particulière des cellules que j'observai. Ce résultat semblerait indiquer que l'albuminurie en question était due à une altération du plasma par le plomb, sans qu'il y eût aucune altération préalable des tubuli. »

M. le professeur Tabourin n'a pas décrit spécialement les lésions résultant de l'intoxication saturnine.

Les quelques différences que j'ai à signaler se trouveront indiquées dans l'observation relatée plus loin. Toutefois je ferai remarquer ici que MM. Tardieu et Rabuteau donnent les lésions provenant de l'ingestion de l'acétate de plomb, sel très-soluble.

Traitement. — Chez l'homme on a conseillé, dans l'empoisonnement aigu, le seul dont je m'occupe en ce moment, l'emploi de la pompe gastrique; mais ce serait un moyen absolument impraticable chez les ruminants.

Parmi les antidotes on conseille surtout le sulfate de soude et le sulfate de magnésie qui donnent lieu, l'un et l'autre, à la formation d'un sulfate de plomb insoluble. D'un autre côté, ces mêmes sels employés en excès, provoquent également des effets purgatifs qui sont éminemment salutaires. Le sesqui sulfure de fer hydraté, recommandé par M. Bouchardat, n'est pas aussi rapidement efficace que les sels précédents. Enfin il existe deux contre-poisons très-utiles, qui ont aussi très-bien réussi dans l'empoisonnement par le bi-chlorure de mercure, c'est l'albumine et le lait. Après l'ingestion d'une eau albumineuse, il se forme, dit M. Rabuteau, un albuminate de plomb insoluble ; de même après l'ingestion du lait, il se forme un coagulum dans lequel le sel de plomb est englobé.

Je crois que le sulfate de soude à très-haute dose serait le meilleur antidote, en vétérinaire, s'il était possible de remédier à cet accident.

Usage de la viande. — M. Galtier s'est posé la question : « La viande des animaux empoisonnés est-elle toxique ? » Et il l'a résolue comme suit : « Nous citons des cas où *le miel des abeilles* qui avaient butiné sur des plantes toxiques, *le lait* d'une chèvre qui avait bu du bouillon cuivreux, *la chair. le sang* d'un cochon qui avait mangé du blé chaulé, ont produit des accidents très-graves. Malheureusement ces matières alimentaires, ainsi que celles des déjections des personnes intoxiquées, n'ont pas été analysées. Nous en dirons autant pour des poissons, des anguilles empoisonnés par la coque du Levant. Des perdrix sont trouvées mortes dans un champ ensemencé de blé chaulé avec de l'arsenic ; leur chair, privée de tube intestinal, a produit l'intoxication des animaux ; il en a été de même sur les chats avec la chair des souris empoisonnées par ce poison. Il y aurait donc de l'inconvénient à manger la chair des animaux qui auraient succombé à un empoisonnement aigu, et même qui seraient soumis à *un traitement arsenical;* puisque d'après MM. Flandin et Danger, chez les moutons, qui supportent des doses bien plus fortes d'arsenic que l'homme, l'élimination ne serait complète que trente-trois jours après en avoir cessé l'usage. Des chiens ont éprouvé des accidents pour avoir mangé le foie, la rate des moutons qui avaient succombé le sixième jour de l'empoisonnement arsénical, tandis que des personnes ont mangé impunément la chair des moutons tués le trente-huitième jour après la cessation du traitement. Il faut tenir compte de la nature du poison, du volume de l'animal. . . . .

. . . . ».

Je ferai toujours rejeter de la consommation la chair
provenant d'animaux empoisonnés. Cependant je ne
puis passer sous silence une expérience faite par nous,
mes camarades de chambre et moi, parmi lesquels se
trouvait mon ami Jules Péteaux, chef de service de
chimie et pharmacie à l'école vétérinaire de Lyon. Le
matin du jour de Noël 1860, nous étions en quatrième
année à Alfort, je ne sais plus à quelle occasion deux
superbes chats angoras blancs furent expérimentalement
empoisonnés par M. Péteaux lui-même, je crois, à
l'aide de l'acide cyanhydrique, et le soir même nous
fîmes un succulent dîner avec la chair de ces deux animaux. Aucun de nous n'en ressentit la moindre indis-
position. Il est vrai de dire que l'acide cyanhydrique est
un poison volatil.

Observations. — I. — Je ne relaterai pas ici
ma première observation d'empoisonnement par le
plomb, puisqu'elle a été publiée à la page 205 du
tôme VIII de la 5e série du *Recueil de médecine vétérinaire*.

II. — Dans le courant d'août 1873, le 17, je suis
appelé en toute hâte par mon ami le docteur Beugnon
d'Auxon (Aube), pour donner mes soins à une chèvre
en proie à de violentes coliques. Le commissionnaire
me dit qu'on la croyait empoisonnée. J'accours de toute
la vitesse de mon cheval, puisqu'il s'agissait d'un accident grave et chez un ami. J'apprends en arrivant que
cette chèvre était confiée aux soins de la domestique de
M. Beugnon en l'absence de M. Michon, médecin et
prédécesseur de mon ami.

Je trouve étendue sur son côté droit et en proie à des
tremblements nerveux, à de véritables convulsions,
une superbe chèvre de la race de cachemire, sous poil
gris-louvet, excellente laitière. On me raconte que cette
bête qui était admise dans la maison était montée deux
jours avant au premier étage où se trouvaient des
peintres occupés à réparer les désastres de l'incendie

allumé par les soudards de Guillaume. Alléchée, je ne sais par quoi, cette chèvre avait trempé son nez dans un vase renfermant de la peinture grise et en avait bu très probablement. Elle portait des traces non équivoques de cette peinture sur le chanfrein. Il n'y avait pas de doute pour moi. J'avais affaire à une intoxication saturnine; car je m'enquis de la composition de cette peinture qui est la suivante :

> Blanc de céruse,
> Noir de fumée,
> Huile fixe (lin),
> Huile essentielle (térébenthine),

en proportions indéterminées et variables.

La maladie pouvait donc être due à l'*essence de térébenthine* ou au *corbonate de plomb*. Les symptômes donnèrent raison à ma première opinion.

Les premiers signes morbides apparurent plus de quarante huit heures après l'instant présumé de l'ingestion du poison. Tous les symptômes observés sont ceux relatés plus haut et déjà indiqués dans ma première observation. Cependant, outre la marbrure plombée du bourrelet gingival supérieur, se trouvait encore parfaitement dessiné un liseré gingival à la naissance des dents incisives.

C'était donc bien certainement le carbonate de plomb qui avait déterminé l'état auquel j'étais appelé à remédier. L'essence de térébenthine ne m'a semblé, d'après les symptômes, n'avoir joué aucun rôle aggravant dans l'accident.

Pour tout traitement je prescrivis le *sulfate de soude* à la dose de 500 grammes dans trois litres d'eau et à raison d'un verre tous les quarts d'heure.

Huit heures après ma visite cette bête mourut et j'en fis l'autopsie le lendemain, quatorze heures après la mort.

J'ai rencontré absolument les mêmes lésions que celles signalées dans ma première observation et décrites ci-dessus. Toutefois je n'ai pas observé les taches blanches œsophagiennes signalées par MM. Tardieu et Rabuteau qui avaient eu, comme je l'ai déjà dit, à étudier des empoisonnements par un sel soluble de plomb.

Le rumen, le réseau, le feuillet sont remplis de masses alimentaires considérables, ayant une teinte grise, presque noire, avec reflet métallique très-accusé. Les liquides sont grisâtres et offrent aussi par réflexion l'aspect du plomb fondu. L'épithélium de toute la muqueuse gastrique a ce même reflet.

La caillette a une teinte plombée bien plus marquée encore, et les matières liquides qui y sont renfermées sont littéralement noires. Il en est de même dans le duodénum. La muqueuse du quatrième estomac et de la première portion de l'intestin grêle est réduite en une sorte de putrilage d'un gris foncé avec reflet métallique.

Rien de particulier dans le reste du tube digestif, si ce n'est quelques traces très-peu prononcées d'inflammation dans les parties postérieures.

Le foie et la vésicule biliaire sont intacts.

Les reins et la vessie qui ne présentaient rien dans la malade de ma première observation sont ici congestionnés; la muqueuse de la vessie présente quelques points ecchymotiques. J'ai cru devoir attribuer ces lésions des voies urinaires à l'essence de térébenthine qui entre dans la composition de la peinture.

Les poumons sont congestionnés. Le cœur offre dans ses cavités, aussi bien à droite qu'à gauche de nombreuses pétéchies très-peu prononcées.

Les lecteurs tireront de ce modeste travail telles conclusions qui leur paraîtront le plus rationnelles. Pour mon compte, je crois avoir fait acte de bonne confraternité en le publiant. Et je désire ardemment que comme moi, mes confrères livrent à la publicité leurs observations. Tous, nous y gagnerons, et l'agriculture n'y perdra rien.

On voudra bien remarquer que j'ai traité la question de l'*intoxication saturnine* au point de vue clinique exclusivement. Je me suis abstenu de toute réflexion relative à la médecine légale, parce qu'il aurait fallu entrer dans l'étude chimique de cet empoisonnement. J'aime mieux laisser à d'autres plus compétents, le soin d'envisager le sujet sous ces deux dernières faces : médecine légale et chimie, et cependant je suis bien convaincu que par l'analyse chimique des déjections et du sang on recueillerait des signes précieux pour la diagnose.

Si imparfait que soit ce mémoire, je le livre pour ce qu'il vaut, abandonnant à de plus savants que moi, le soin de le compléter.

LANGRES. — IMP A. VALLOT ET Cᵉ.

www.ingramcontent.com/pod-product-compliance
Lightning Source LLC
LaVergne TN
LVHW010250060726
842527LV00007B/2717